BEI GRIN MACHT SICH IHR WISSEN BEZAHLT

- Wir veröffentlichen Ihre Hausarbeit,
  Bachelor- und Masterarbeit

- Ihr eigenes eBook und Buch -
  weltweit in allen wichtigen Shops

- Verdienen Sie an jedem Verkauf

Jetzt bei www.GRIN.com hochladen und kostenlos publizieren

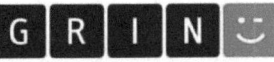

Komplementäre Pflegemethoden zur Schlafförderung. Überblick und Umsetzung in der Gesundheits- und Krankenpflege

Christina Kubesch

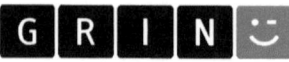

Bibliografische Information der Deutschen Nationalbibliothek:

Die Deutsche Nationalbibliothek verzeichnet diese Publikation in der Deutschen Nationalbibliografie; detaillierte bibliografische Daten sind im Internet über http://dnb.d-nb.de abrufbar.

ISBN: 9783346785688
Dieses Buch ist auch als E-Book erhältlich.

Komplementäre Pflegemethoden zur Schlafförderung

Abschlussarbeit im Rahmen der Weiterbildung

„Komplementäre Pflege"

28.10.2021 – 29.10.2022

vorgelegt von: Christina Kubesch

am: 26.07.2022

Inhaltsverzeichnis

1 Abstract

Gemäß Gesundheits- und Krankenpflegegesetz §14 Abs.2 Punkt 15 zählt die Anwendung komplementärer Pflegemethoden zu den Kernkompetenzen des gehobenen Dienstes für Gesundheits- und Krankenpflege. Zudem umfassen die Kompetenzen im multiprofessionellen Versorgungsteam die pflegerische Expertise bei Maßnahmen zur Erhaltung und Förderung der Gesundheit (GuKG, 2016).

Schlaf, lebensnotwendig für Wohlbefinden und Regeneration, wird immer häufiger durch Stress, Schmerzen, belastende Lebensereignisse oder unzureichende Schlafhygiene beeinflusst. Gemäß einer Studie der Medizinischen Universität Wien (2018) leidet knapp die Hälfte der 1000 Studienteilnehmer*innen an nicht erholsamem Schlaf.

Medikamentöse Therapien lindern zwar die Symptome, haben aber auch zahlreiche Nebenwirkungen. Aus diesem Grund erscheint es sinnvoll, vor dem Einsatz medikamentöser Schlafmittel, an der persönlichen Schlafhygiene zu arbeiten sowie die breite Palette an komplementären Maßnahmen zu nützen.

In der vorliegenden Arbeit werden komplementäre Pflegemaßnahmen wie Wickel und Kompressen, Bäder, die Anwendung ätherischer Öle und Heilpflanzen sowie deren vielseitige Einsatzmöglichkeiten zur Schlafförderung in der Gesundheits- und Krankenpflege beschrieben.

Ziel dieser Arbeit ist es, unterschiedliche Möglichkeiten der Schlafförderung aufzuzeigen um rechtzeitig, bei beginnenden Problemstellungen, Maßnahmen aus dem komplementären Bereich anbieten zu können, um die Anwendung von medikamentösen Schlafmitteln hinauszuzögern oder bei begleitender Behandlung zu reduzieren.

2 Schlaf – Lebensnotwendig für Geist und Körper

Rund ein Drittel unseres Lebens verbringen wir schlafend. Der Schlaf ist eine lebensnotwendige Erholungsphase mit einer engen Wechselbeziehung zum Energie- und Hormonhaushalt (Menche, Guzek, Lambertz & Raichle, 2021, S. 309ff.)

Ein erholsamer Schlaf ist eine grundlegende Voraussetzung für mentale und körperliche Leistungsfähigkeit und trägt zu Gesundheit und Lebensqualität bei. Lebenswichtige Prozesse wie beispielsweise die Stärkung der Abwehrkräfte, der Abtransport von Stoffwechselprodukten oder die Bildung von Wachstumshormonen für die Zellerneuerung finden in diesem Zeitraum statt. Ein gesunder Schlaf wirkt sich damit positiv auf Gefühle und Stimmung aus und trägt dazu bei, gesundheitlichen Problemen vorzubeugen (Garay, Kühnlein, Lux, Möhr, Sulmann, & Väthjunker, 2022).

Bislang ist noch nicht vollumfänglich geklärt, welche Vorgänge im Schlaf exakt ablaufen. Ein starker Schlafmangel führt jedoch unter Anderem zu einer Abwehrschwäche und zu verminderter Leistungs- und Konzentrationsfähigkeit (Thieme, 2020a, S. 511).

Der Schlafbedarf richtet sich nach dem Alter. Während ein Erwachsener im Durchschnitt acht Stunden pro Nacht schlafen sollte, sinkt der Schlafbedarf im Alter auf fünf bis sechs Stunden pro Nacht. Insbesondere im Alter wird der Schlaf störanfälliger und daher leichter unterbrochen (Thieme, 2020a, S. 511). Auch die Tiefe des Schlafes reduziert sich ab dem 60.-70. Lebensjahr. Häufigeres Aufwachen in der Nacht und frühes Erwachen am Morgen sind die Folgen des abnehmenden Schlafbedürfnisses (Schickert, 2021, S. 557ff.)

2.1 Einflussfaktoren auf den Schlaf

Zahlreiche Faktoren wie chronobiologische Faktoren, Alter, Geschlecht, Jahreszeit, Wetter und viele mehr beeinflussen den Schlaf.

Schlafrituale wie beispielsweise eine Tasse Kräutertee, ein Spaziergang unmittelbar vor dem Zubettgehen, ausgiebiges Zähneputzen oder Andere signalisieren dem Körper, dass nun der Schlaf folgt und können unterstützend sein. Von besonderer Bedeutung ist insbesondere auch eine gleichbleibende Schlafenszeit (Schickert, 2021, S. 557ff.).

Da der Schlaf-Wach-Rhythmus eng an den Tag-Nacht-Rhythmus gekoppelt ist, beeinflussen die Lichtverhältnisse den Schlaf deutlich. Das entsprechende Steuerungszentrum liegt im Hirnstamm, im Hypothalamuskern. Die Zellen des Hypothalamuskerns sind über Nervenbahnen mit der Netzhaut des Auges verbunden. Bei Tageslicht wird das Hormon Serotonin ausgeschüttet während bei zunehmender Dunkelheit das Hormon Melatonin ausgeschüttet wird. Dieser natürliche Rhythmus kann durch äußere Reize innerhalb bestimmter Grenzen verändert werden. Derartige Reize sind beispielsweise Licht, das tägliche Klingeln des Weckers oder ein festgelegter Arbeitsalltag (Thieme, 2020a, S. 511f.).

2.2 Beeinträchtigung des Schlafes

Der Schlaf kann auf unterschiedliche Weise beeinträchtigt sein. Man unterscheidet zwischen Ein- und Durchschlafstörungen, erhöhter Schläfrigkeit während des Tages, Unterbrechungen des Schlafes, beispielsweise durch Alpträume und Störungen im Schlaf-Wach-Rhythmus durch beispielsweise einen Jetlag (Thieme, 2020b, S. 1253).

Bei einer Schlafstörung handelt es sich um eine subjektiv empfundene oder objektiv beobachtbare Abweichung vom normalen Schlaf (Schickert, 2021, S. 557ff.). Schlafstörungen können in jedem Alter auftreten, häufen sich jedoch bei alten Menschen. Häufige Ursachen sind neben körperlichen Beschwerden wie beispielsweise Schmerzen insbesondere psychische Faktoren wie Stress oder eine Depression (Menche et al., 2021, S. 309ff.).

Auch störendes Licht oder Lärm, eine zu hohe Raumtemperatur, ein übermäßiger Tagesschlaf, eine falsche Matratze, die Nichtbeachtung von Ritualen, zu frühes Zubettgehen oder Schichtarbeit können nach Schickert, 2021, S 557ff. die Ursachen von Schlafstörungen sein.

Herber & Zimmermann, 2022, geben zudem noch Bewegungsmangel, eine schlechte Schlafumgebung, eine falsche Ernährung am Abend oder medizinische Diagnosen wie Parkinson, Multiple Sklerose und Demenz als mögliche Ursachen an.

Gemäß der Deutschen Gesellschaft für Schlafforschung und Schlafmedizin (DGSM) (2021) sollten medikamentöse Schlafmittel, insbesondere im höheren Alter nicht unkritisch verwendet werden. Nebenwirkungen wie Gangunsicherheit, ein erhöhtes Sturzrisiko, eine Beeinträchtigung der Hirnleistungsfähigkeit oder auch Inkontinenz zählen zu den häufigen unerwünschten Wirkungen. Zudem kann sich, aufgrund des oftmals verlangsamten Stoffwechsels älterer Menschen, eine überlange Wirkdauer bis in den folgenden Tag hinein zeigen. Aus diesem Grund ist primär auf eine entsprechende Schlafhygiene, die frei von Nebenwirkungen ist, zu achten.

2.3 Schlafhygiene

Unter Schlafhygiene werden Maßnahmen verstanden, die einen gesunden Schlaf begünstigen. Durch die Einhaltung dieser Maßnahmen können Schlafstörungen verhindert werden. Da sowohl das Schlafverhalten wie auch die Schlafbedürfnisse variieren, liegt es an jedem Einzelnen herauszufinden welche Verhaltensweisen den eigenen Schlaf fördern und welche ihn behindern (Schickert, 2021, S. 557ff.). Gemäß der S3-Leitlinie der DGSM (2017) begünstigen folgende Faktoren einen gesunden Schlaf:

- Nach dem Mittagessen keine koffeinhaltigen Getränke (Kaffee, Schwarz- oder Grüntee, Cola) trinken
- Alkohol weitgehend vermeiden und nicht als Schlafmittel einsetzen
- Regelmäßige körperliche Aktivität am Tage, nicht direkt vor dem Schlafengehen
- Keine schweren Mahlzeiten am Abend
- Allmähliche Verringerung geistiger und körperlicher Anstrengung vor dem Zubettgehen
- Ein persönliches Einschlafritual einführen
- Im Schlafzimmer für eine angenehme Atmosphäre sorgen: abgedunkelter, ruhiger Raum mit kühler Temperatur und Frischluftzufuhr
- Nachts nicht auf die Uhr sehen

Reichen diese Verhaltensweisen nicht aus, können Entspannungstechniken sowie physikalische und komplementäre Maßnahmen angewendet werden um die Schlafqualität zu verbessern.

Auch medikamentöse Schlafmittel können zum Einsatz kommen, ob dies erforderlich ist muss in jedem Fall der behandelnde Arzt entscheiden (DGSM, 2021).

3 Zielsetzung dieser Arbeit

Die vorliegende Arbeit beschäftigt sich mit komplementären Pflegemaßnahmen, die gegebenenfalls zusätzlich zu klassischen medizinischen und pflegerischen Maßnahmen angeboten werden können, um das Wohlbefinden und damit verbunden die Selbstheilungskräfte des Körpers zu fördern, mit dem Ziel die Schlafqualität zu verbessern.

Das Thema Schlafförderung kann den pflegerischen Kernkompetenzen zugeordnet werden, eine ärztliche Anordnung ist demnach nicht erforderlich. Ausnahmen stellen hierbei therapieergänzende Maßnahmen bei diagnostizierten Schlafstörungen oder Schlafstörungen aufgrund von Erkrankungen dar. In diesen Fällen sind die Maßnahmen im multiprofessionellen Versorgungsteam zu besprechen (GuKG, 2016).

4   Rechtliche Grundlagen

Gemäß Gesundheits- und Krankenpflegegesetz (GuKG) 2016 § 14 Absatz 2, umfassen die pflegerischen Kernkompetenzen unter Anderem, die Anwendung von komplementären Pflegemethoden, die Unterstützung und Förderung der Aktivitäten des täglichen Lebens sowie die Planung und Durchführung von Pflegeinterventionen.

Da es sich beim Thema Schlaf eindeutig um eine alltägliche Lebensaktivität handelt, hat der gehobene Dienst für Gesundheits- und Krankenpflege eine rechtliche Grundlage für die eigenverantwortliche Anwendung komplementärer Maßnahmen zur Förderung eines „gesunden Schlafes". Diese Pflegeinterventionen sind im Rahmen des Pflegeprozesses zu berücksichtigen und entsprechend zu dokumentieren.

5   Pflegediagnostik

Gemäß GuKG 2016 §5 sind die gesetzten gesundheits- und krankenpflegerischen Maßnahmen zu dokumentieren.

NANDA I (2019) führt die Pflegediagnosen „Bereitschaft für eine verbesserte Gesundheitskompetenz", „Schlafstörung", „Schlafmangel", „Bereitschaft für einen verbesserten Schlaf" sowie „Gestörtes Schlafmuster" an (Herdman & Kamitsuru, 2019). POP (2013) nennt die Diagnosen „Schlafen, beeinträchtigt, Risiko", „Schlafen, beeinträchtigt" sowie „Schlafen, Entwicklung der Ressourcen" (Stefan et al., 2013).

Im Anhang wird eine Musterplanung zur Pflegediagnose „Bereitschaft für einen verbesserten Schlaf" nach NANDA I dargestellt. Mögliche komplementäre Pflegemaßnahmen werden im nachfolgenden Kapitel erläutert.

6 Maßnahmen zur Schlafförderung aus dem Bereich der komplementären Pflege

Neben den Basismaßnahmen der Schlafhygiene wie in Kapitel 2.3 dargestellt, existieren eine Vielzahl an komplementären Pflegemaßnahmen zur Schlafförderung. Dieses Kapitel umfasst lediglich einen kleinen Auszug an Möglichkeiten, deren Einsatz aus Sicht der Autorin dieser Arbeit sowohl im Hinblick auf personelle, zeitliche wie auch budgetäre Ressourcen in der professionellen Pflege anzustreben ist.

6.1 Wickel und Kompressen

„Ein Wickel beeinflusst den Organismus in seiner Ganzheit" (Thüler, 2013).

Jeder Wickel bzw. jede Kompresse beeinflusst, je nach Dauer der Anwendung und Technik, die Durchblutung. Er bzw. sie kann Wärme entziehen, Wärme zuführen, zu Entspannung und Beruhigung führen oder zu einer Durchblutungssteigerung anregen. Gleichzeitig bewirken Wickel und Kompressen oft eine Vertiefung der Atmung und ein „Aufmerksam werden" auf den eigenen Körper. Bei der Verabreichung erfährt die Klientin/der Klient Aufmerksamkeit und Zuwendung. Dieses Zusammenspiel an Vorgängen auf der körperlichen und seelischen Ebene trägt zur Beruhigung und Entspannung bei (Thüler, 2013).

Aus der Vielzahl an möglichen Wickeln und Kompressen wird die temperierte Ölkompresse vorgestellt, da diese ein breites Einsatzgebiet in der Gesundheits- und Krankenpflege hat.

Die leichte, feine Wärme wirkt durchblutungsanregend und schmerzlindernd und ist auch für die Anwendung bei Säuglingen und Kleinkindern sowie Schwerkranken und älteren Menschen geeignet. Durch die oben genannten Aspekte kann die temperierte Ölkompresse einen positiven Einfluss auf den Schlaf haben. Zudem ist es auch möglich durch Wickelzusätze mit ätherischen Ölen einen erholsamen Schlaf zu fördern (Buchmayr, 2021).

Fette Basisöle wie Olivenöl, Sesamöl oder Johanniskrautmazerat sind für die temperierte Ölkompresse besonders geeignet. Sollen ätherische Öle zum Einsatz kommen sind Fertigmischungen mit einer Dosierung von ein bis maximal zwei Prozent zu verwenden. Die Dosierung beträgt für Säuglinge einen Teelöffel und für Erwachsene ein bis zwei Esslöffel, je nach Körperteil (Deutsch-Grasl et al., 2018, S. 25).

Welche ätherischen Öle ggf. zugesetzt werden können wird unter Punkt 6.3 beschrieben.

Zur Förderung des Wohlbefindens und der Entspannung sowie zur Schlafförderung wird die temperierte Ölkompresse bevorzugt am Solarplexus aufgelegt (Deutsch-Grasl et al., 2018, S.25).

Die temperierte Ölkompresse wird abends vor dem Schlafen angelegt. Die Anwendungsdauer und -häufigkeit richtet sich nach dem individuellen Befinden und kann nicht pauschal angegeben werden. Eine temperierte Ölkompresse kann eine halbe bis mehrere Stunden belassen werden, auch ein einschlafen während des Wickels zeugt von guter Wirksamkeit (Thüler, 2013).

Der konkrete Ablauf der Anwendung findet sich im Anhang.

6.2 Teilbäder (Hand- und Fußbäder)

Hände und Füße sind über Nervenverbindungen mit anderen Bereichen des Körpers vernetzt und können eine Fernwirkung auf andere Organe ausüben. Fußbäder wirken insbesondere auf die Unterleibs- und Verdauungsorgane, während Handbäder überwiegend auf Herz und Lunge wirken (Bühring, 2021, S. 103).

In dieser Arbeit wird auf das Fußbad eingegangen, die Anwendung kann aber ebenso als Handbad durchgeführt werden.

Fußbäder wirken, ähnlich wie Wickel, reflektorisch auf den gesamten Organismus und fördern die Durchblutung. Ein warmes Fußbad unterstützt das Immunsystem und wirkt schlaffördernd. Kontraindiziert sind Fußbäder bei offenen Wunden, Krampfadern und Lymphödemen. Nach eine Badedauer von ca. acht Minuten sollte unmittelbar zu Bett gegangen werden (Bühring, 2021, S. 103).

Für die Anwendung wird ein Eimer in dem die Füße gut Platz finden, mit einer warmen Wassertemperatur von ca. 38°C benötigt. Ein Thermometer ist hierbei unverzichtbar. Das Wasser sollte zumindest bis über den Knöchel reichen, idealerweise bis zur Wade oder zum Kniegelenk. Um ein rasches Auskühlen des Wassers zu vermeiden kann auf den Boden des Eimers eine, mit warmem Wasser gefüllte Wärmeflasche, gelegt werden (Buchmayr, 2021).

Als Zusätze eignen sich Heilpflanzen wie in Kapitel 6.4 beschrieben.

Hierzu wird ein Liter doppelt starker Tee dem Wasser zugegeben (Bühring, 2021, S. 103)

Für ein Fußbad können ebenso ätherische Öle angewendet werden. Hierzu werden ca. 3 Tropfen 100% ätherisches Öl auf 5 Liter Wasser gerechnet. Zuerst wird das ätherische Öl mit 1/8 Liter Vollmilch oder einer Portion Kaffeesahne emulgiert und in den bereits mit Wasser gefüllten Eimer hinzugegeben (Deutsch-Grasl et al., 2018, S.21f.).

6.3 Aromapflege

Die Metaanalyse von Jihoo & Kyoung (2021) konnte verdeutlichen, dass die Anwendung von ätherischen Ölen die Schlafqualität signifikant positiv beeinflusst. In den Studien wurden die ätherischen Öle Lavendel (Lavandula angustifolia), Rose (Rosa damaszena) und Majoran (Origanum majorana) verwendet, wobei in 26 der 30 Studien das Lavendelöl verwendet wurde.

Da Rosa damaszena einer höheren Preiskategorie zuzuordnen ist, wird der Einsatz in der professionellen Gesundheits- und Krankenpflege zu hinterfragen sein. Aus diesem Grund werden die ätherischen Öle Lavandula angustifolia sowie Origanum majorana ausführlicher beschrieben.

Weitere schlaffördernde ätherische Öle sind beispielsweise Fichtennadel (Abies sibirica) und Bergamottminze (Mentha piperita var. citrata) (Herber & Zimmermann, 2022). Auch Orange (Citrus sinensis ssp. dulcis) und Melisse (Melissa officinalis) haben eine stressabbauende, angstlösende und entspannende Wirkung und können schlaffördernd wirken (Deutsch-Grasl et al., 2018, S.234).

6.3.1 Lavendel

Lavendel (Lavandula angustifolia) ist eines der am häufigsten eingesetzten ätherischen Öle. Es wird aufgrund seiner beruhigenden Wirkung insbesondere als sanftes Schlafmittel und zur Angstbehandlung eingesetzt. Lavendel hat eine große Wirkungsbreite und ist in dieser Betrachtung preiswert und nahezu nebenwirkungsfrei (Wabner & Beier, 2012, S. 200f.)

Damit ist Lavendelöl eines der verträglichsten Öle, das wir zur Verfügung haben. Es wirkt stark spasmolytisch, sedativ und blutdrucksenkend (Zimmermann, 2018, S.418ff.). Es ist daher bei Ängsten, Schlaflosigkeit, Einschlafstörungen, Nervosität, Posttraumata, Stress und Panikattacken indiziert (Wabner & Beier, 2012, S. 200f.).

Der hohe Gehalt an Monoterpenolen (30-40%) bedingt die milde aber intensive Wirkung. Das Lavendelöl wird daher auch für die Behandlung von Kindern empfohlen (Zimmermann, 2018, S. 78). Ein weiterer Hauptinhaltsstoff des Lavendelöls sind Monoterpenester (40-50%). Diese Verbindungen wirken spasmolytisch, anxiolytisch und sedativ und sind gleichzeitig sehr hautverträglich (Zimmermann, 2018, S. 83).

In physiologischer Dosierung sind keine Nebenwirkungen zu erwarten, eine zu hohe Dosierung kann jedoch zu paradoxen Reaktionen wie Schlaflosigkeit und Unruhe führen (Deutsch-Grasl et al., 2018, S. 229).

Lavendelöl kann sowohl in Form von trockener Inhalation, Bädern, Raumsprays oder Einreibungen angewendet werden (Wabner & Beier, 2012, S. 200f.). Eine Kombination mit weiteren beruhigenden bzw. ausgleichenden Ölen wie Neroli und Vanille bietet die Firma Primavera® mit der Produktserie „Schlaf wohl" an. Hier stehen Produkte wie ein Balsam, die Ölmischung auch in Form eines Roll-on´s und ein Kissenspray zur Verfügung.

6.3.2 Majoran

Majoran (Origanum majorana) wurde bereits von den alten Ägyptern und Griechen zur Herstellung von Arzneien verwendet. In unseren Breiten fand es starke Anwendung in der Klosterküche des Mittelalters, in der Traditionellen Chinesischen Medizin sowie in der englischen Kräutermedizin. Majoran hat eine stark entspannende und krampflösende Wirkung mit einem breiten Wirkungsspektrum im somatischen Bereich. Im psychischen Bereich wird die sedative und anxiolytische Wirkung genützt und das Öl bei Schlafstörungen, nervösen Spannungen, stressbedingten Beschwerden und Angst eingesetzt. (Wabner & Beier, 2012, S. 212ff.). Auch bei psychischer Anspannung, wenn sich die Gedanken im Kreise drehen und/oder bei Depressionsneigung (insbesondere auch bei Jugendlichen) wird das Öl gerne eingesetzt. Majoranöl ist sehr gut verträglich und bei physiologischer Dosierung nebenwirkungsfrei (Zimmermann, 2018, S.473f.). Die schlaffördernde Wirkung verdankt das Öl seiner einzigartigen Zusammensetzung aus zahlreichen sedativ wirkenden Inhaltsstoffen, allen voran α- und γ-Terpinen unter den Monoterpenen und Citral unter den Monoterpenaldehyden welche sedativ wirken sowie dem Geranylacetat unter den Estern, welchem eine ausgleichende Wirkung zugeschrieben wird (Zimmermann, 2018, S. 90ff.).

Das ätherische Majoranöl wird insbesondere zur Raumbeduftung oder als Fußbad angewendet (Zimmermann, 2017). Als Mischung mit Lavendel, römischer Kamille, Ho-Sho und Rosenholz wird es von der Bahnhof-Apotheke in Kempten als beruhigendes Massageöl angeboten. WADI® hat die Produktserie „Traumzeit" am Markt, eine Mischung aus 13 ätherischen Ölen inklusive Majoran. In der Serie gibt es unter anderem einen Aromaspray, ein Körperöl und ein Badeöl.

Anwendungsmöglichkeiten der ätherischen Öle

Anwendungsmöglichkeiten für ätherische Öle sind vielfältig. Wie in den Kapiteln 6.1 und 6.2 genannt sind sie als Zusatz in Wickeln oder Bädern geeignet. Zur Schlafförderung ebenso sehr gut geeignet sind aus Sicht der Autorin eine Raumbeduftung mittels „Duftfleckerl" oder der Einsatz der Öle bei einer Streichung. Die beiden letztgenannten Anwendungsmöglichkeiten werden nachfolgend noch genauer beschrieben.

Bei der Anwendung ätherischer Öle direkt auf der Haut ist ein Hautverträglichkeitstest durchzuführen. Dabei wird das Aromapflegeprodukt, das zur Anwendung kommen sollte, so wie es in der Folge eingesetzt wird (nicht das pure ätherische Öl), auf die Innenseite des Ober- oder Unterarms aufgetragen. Nach drei Minuten erfolgt eine Hautkontrolle, bei starker Rötung oder Juckreiz ist dieses Produkt nicht anzuwenden. Bei bekannter sensibler Haut oder Allergieanfälligkeit ist die Hautkontrolle nach 24 und 72 Stunden zu wiederholen. Das Ergebnis des Tests ist zu dokumentieren (Deutsch-Grasl et al., 2018, S.37f.).

Duftfleckerl

Je nach gewünschter Duftintensität werden 1-2 Tropfen ätherisches Öl auf ein Taschentuch, einen Tupfer oder ein Wattepad gegeben. Dieses „Duftfleckerl" wird in der Nähe des Kopfkissens platziert oder der Klientin/dem Klienten in die Hand gegeben. In der professionellen Gesundheits- und Krankenpflege wird das Besprühen von Kissen, Bettwäsche oder Kleidung nicht empfohlen (Deutsch-Grasl et al., 2018, S.20).

Streichungen

Streichungen sind eine spezielle Art der Berührung mit einer rhythmischen Abfolge sowie speziellen Techniken (Deutsch-Grasl et al., 2018, S.28).

Eine Streichung wird mit einem fetten Basisöl wie Sesamöl, Mandelöl oder Johanniskrautmazerat durchgeführt, es können jedoch auch ätherische Öle eingesetzt werden (Deutsch-Grasl et al., 2018, S.37).

Eine Anleitung für eine Streichung, angelehnt an Price S. & L. (2009, S. 219ff.) und (Buchmayr, 2021) findet sich im Anhang dieser Arbeit.

Für Streichungen ist auf eine entsprechende Dosierung der ätherischen Öle zu achten. Geeignet sind fertige Massage-Aromaölmischungen wie beispielsweise das Massageöl „Traumzeit" von WADI® oder das Lavendel-Entspannungsöl von Weleda®.

6.4   Heilpflanzen

Viele beruhigende und schlaffördernde Heilpflanzen eignen sich neben dem Einsatz der ätherischen Öle auch für beruhigende Tee´s oder Kräuterkissen.

„Schlafpflanzen" greifen nicht in die Traumphasen ein und haben keine unerwünschten Nebenwirkungen wie Abhängigkeit oder Gewöhnung. Sie entfalten ihre Wirksamkeit jedoch meist erst nach mehreren Tagen bis Wochen. Demnach sollten die Anwendungen über einen längeren Zeitraum, mindestens 6 Wochen genossen werden (Bühring, 2011)

Typische entspannende „Schlafpflanzen" sind Hopfen, Baldrian, Lavendel, Melisse, Linde und Kamille (Bühring, 2011). Der Einsatz der Heilpflanzen Hopfen, Kamille und bedingt auch Linde erscheinen aus Sicht der Autorin der Arbeit als sinnvoll in der professionellen Gesundheits- und Krankenpflege.

Baldrian wird in der professionellen Pflege insbesondere als Fertigpräparat eingesetzt da die Teezubereitung aufgrund der langen Ziehzeit der Baldrianwurzel zeitaufwändig ist. Die Fertigpräparate in Form von Dragees, Tinkturen und ähnlichem sind ärztlich zu verschreiben.

Melisse findet sich in vielen Schlafteemischungen und Kräuterkissen. Gemäß dem deutschen Bundesinstitut für Arzneimittel und Medizinprodukte muss jedoch eine ausreichende Menge an ätherischem Öl zugeführt werden um eine schlaffördernde

Wirkung zu erzielen. Sowohl in Melissentee wie auch in den Blättern für Schlafkissen sind zu geringe Konzentrationen ätherischer Öle (Bühring, 2011). Da ätherisches Melissenöl teuer ist, wird ein Einsatz in der professionellen Gesundheits- und Krankenpflege kritisch zu hinterfragen sein.

6.4.1 Linde

Die beruhigende und schlaffördernde Wirkung der Linde, konkret der Lindenblüten (Tiliae flos) gilt als Geheimtipp in der Volksheilkunde (Bühring, 2011). Insbesondere bei Säuglingen und älteren Menschen hat sich die Anwendung bewährt. Die Hauptindikation der Lindenblüten sind jedoch Erkältungskrankheiten, wo sie als schweißtreibendes Mittel bekannt sind (Bühring, 2011).

6.4.2 Hopfen

Hopfen (Humulus lupulus) aktiviert die Melatoninrezeptoren und wirkt damit schlaffördernd. Aus der Erfahrungsheilkunde wird Hopfen vor Allem bei Einschlafstörungen, Unruhe, Angst und Nervosität eingesetzt. Bereits der englische König Georg III schlief mit einem Hopfenkissen (Bühring, 2021, S.744).
In den Drüsenschuppen der Hopfenzapfen finden sich neben dem ätherischen Öl auch Harze mit den Hopfenbittersäuren Humulon und Lupulon. Bei längerer Lagerung entsteht daraus ein sedierender Wirkstoff, der bereits bei niedrigen Temperaturen stark flüchtig ist. Dies erklärt die beruhigende Wirkung von Hopfen (Bühring, 2021, S. 744).

6.4.3 Kamille

Kamille, konkret Kamillenblüten (Matricariae flos) wirken durch ihre Flavone und ätherischen Öle beruhigend und finden sich daher sowohl in Schlafkissen wie auch in Teemischungen (Bühring, 2021, S. 745). Bei der Anwendung in Form eines Tees gilt es zu beachten, dass Teebeutel aus Lebensmittelläden oftmals Kamillenkraut enthalten und damit weniger wirksam sind (Bühring, 2011).
Kamillentee eignet sich besonders für Kinder vor dem Einschlafen (Büttner, 2020).

Anwendungsmöglichkeiten der Heilpflanzen

Heilpflanzen werden insbesondere als Tee, Kräuterkissen oder als Bad eingesetzt. Für den Einsatz bei dem im Kapitel 6.2 genannten Fußbad wird ein Liter doppelt starker Tee dem Wasser zugegeben.

Kräuterkissen mit den angegebenen Kräutern eignen sich gut als Schlafkissen. Die Haltbarkeit beträgt im Allgemeinen sechs bis zwölf Monate, danach sind die Kräuter zu tauschen (Bühring, 2021, S. 110f. & S. 744).

Kräuterkissen können im Fachhandel bezogen werden und kosten aktuell zwischen 15 und 25 Euro.

Teezubereitung:

Für den Kamillentee werden 1-2 Teelöffel Kamillenblüten mit 150 ml heißem Wasser übergossen, zugedeckt und nach 7 Minuten abgegossen.

Für den Hopfentee werden 1-2 Teelöffel Hopfenzapfen mit 150ml heißem Wasser überbrüht,10 Minuten belassen und anschließend abgegossen.

Geeignet sind zwei bis drei Mal täglich eine Tasse, insbesondere vor dem Schlafengehen. Aus geschmacklichen Gründen werden Hopfenzapfen vorwiegend mit Lavendel, Melisse und Passionsblume kombiniert (Bühring, 2011). In der Kräuterteemischung „Durchschlafen" von Sonnentor® finden sich neben Hopfen auch Hafer, Melisse und Kamille.

7 Umsetzung der schlaffördernden Pflegemaßnahmen in der Gesundheits- und Krankenpflege

Um komplementäre Maßnahmen in der professionellen Pflege einzuführen bedarf es primär einer Schulung der Mitarbeiter*innen. Einsparungen in diesem Bereich können neben fehlerhafter Umsetzung auch zu hohen Kosten führen, da ohne entsprechende Ausbildung in vielen Fällen über- oder fehldosiert wird oder die Öle wegen mangelnder Kompetenzen nicht verwendet werden, das Ablaufdatum überschreiten und letztlich verworfen werden müssen.

Deutsch-Grasl et al. (2018, S.15f.) empfehlen eine mindestens zweitägige Fortbildung zum Schwerpunkt Aromapflege.

Die Weiterbildung Komplementäre Pflege nach §64 GuKG umfasst 196 Stunden und beinhaltet neben der Aromapflege auch Wickel und Kompressen, Heilpflanzen und Nahrungsmittel in der Gesundheitsförderung (Buchmayr, o.J.).

Auch mit absolvierter Fort- oder Weiterbildung ist die praktische Umsetzung erst nach Genehmigung der Einrichtungsleitung erlaubt (Deutsch-Grasl et al., 2018, S. 17f.).

Um die erforderliche Sicherheit zu gewährleisten sind komplementäre Pflegemaßnahmen mit einem entsprechenden Konzept in den Organisationen einzuführen. Deutsch-Grasl et. al 2018 widmen in ihrem Aromapflegehandbuch ein ganzes Kapitel sowie diverse Fachbeiträge der Einführung der Aromapflege in Gesundheits- und Krankenpflegeinstitutionen. Diese Angaben zur Einführung von Aromapflege können aus Sicht der Autorin dieser Arbeit gleichgesetzt werden mit den Erfordernissen bei der Einführung jeglicher komplementärer Pflegemaßnahmen.

Folgende Aspekte sind zu berücksichtigen:

- entsprechende Auswahl an geeigneten Produkten
- Organisation der Fortbildungen
- Integration der neuen Maßnahmen in die bereits bestehenden Pflegestandards
- Erstellung von Richtlinien für komplementäre Maßnahmen,
- Information von Patienten, Angehörigen und anderen Berufsgruppen
- Berücksichtigung im Budget

Aufgrund der Komplexität dieses Themas hat es sich in der Praxis bewährt die Einführung auf einzelne Stationen zu beschränken und bei positivem Abschluss des Projektes eine Ausweitung anzustreben (Deutsch-Grasl et al., 2018, S. 41).

8 Reflexion

Aufgrund des sich verändernden Gesundheitsbewusstseins der Bevölkerung und dem Versuch der Fokussierung auf Gesundheitsförderung werden komplementäre Pflegemethoden von Klient*innen zunehmend gefordert. Dies zu Recht, da diese Maßnahmen in den pflegerischen Kernkompetenzen des Gesundheits- und Krankenpflegegesetzes angeführt sind. Pflegepersonen haben sich demnach in diesem Bereich entsprechend zu qualifizieren um fachgerecht arbeiten zu können.

Das Thema Schlaf ist ein, meines Erachtens bislang noch unterschätztes Thema. Im häuslichen, präventiven Setting geben wenige Patient*innen von sich aus Schlafprobleme an, erst auf konkretes Nachfragen werden die Probleme sichtbar. Es ist beeindruckend welch enorme Effekte bereits durch Maßnahmen der Schlafhygiene erzielt werden können und wie durch komplementäre Maßnahmen zur Schlafförderung der Einsatz von Schlafmedikamenten vermieden werden kann.

Die Auswirkungen eines schlechten Schlafes auf die Gesundheit sind nachweislich sehr umfangreich.

Daher ist es umso wichtiger bereits in der Ausbildung zum gehobenen Dienst für Gesundheits- und Krankenpflege auf dieses wesentliche Potential hinzuweisen und ich freue mich zukünftig Studierende für dieses spannende Thema begeistern zu können.

Literaturverzeichnis

Buchmayr, B. (2021). *Weiterbildung Komplementäre Pflege Aromapflege*. Unveröffentlichtes Unterrichtsskriptum, persönliche Mitschrift, Kahlsperg, Österreich

Buchmayr, B. (o.J.). *Weiterbildung Komplementäre Pflege nach §64 GuKG, 2022/23*. Verfügbar unter: https://www.baerbl-buchmayr.at/content/7-weiterbildung-komplementaere-pflege-nach-64-gukg

Bühring, U. (2021). *Lehrbuch Pflanzenheilkunde* (5. Aufl.). Stuttgart: Haug

Bühring, U. (2011). *Alles über Heilpflanzen* (2. Aufl.). Leipzig: Ulmer

Büttner, P. (2020). *Sprechstunde Kinderarzt* (2. Aufl.). Wiggensbach: Stadelmann.

Deutsche Gesellschaft für Schlafforschung und Schlafmedizin (DGSM) (2021). *Schlaf im Alter*. Jena: Eigenverlag

Deutsche Gesellschaft für Schlafforschung und Schlafmedizin (DGSM) (2017). *S3-Leitlinie Nicht erholsamer Schlaf/Schlafstörungen*. Verfügbar unter https://www.awmf.org/leitlinien/detail/ll/063-001.html

Deutsch-Grasl, E., Buchmayr, B. & Fink, M. (2018). Aromapflege Handbuch Leitfaden für den Einsatz ätherischer Öle im Gesundheits- Krankenpflege- und Sozialbereich (4. Aufl.). Lechaschau: Aromapflege

Garay, S., Kühnlein, L., Lux, K., Möhr, N., Sulmann, D. & Väthjunker, D. (2022). *Warum ist guter Schlaf wichtig?* Verfügbar unter https://www.pflege-praevention.de/wissen/wissen-schlaf/

GuKG (2016). Gesundheits- und Krankenpflegegesetz. BGBl. I Nr. 108/1997 i.d.F. BGBl. I Nr. 82/2022.

Herber, S. & Zimmermann, L. (2022, Mai). *Guter Schlaf – Schäfchen zählen war gestern*. Webseminar der Vivre Aromapflege, präsentiert am 30. Mai 2022

Herdman, T. & Kamitsuru, S. (Hrsg.) (2019). *NANDA International Pflegediagnosen: Definitionen und Klassifikationen 2018-2020*. Kassel: Recom

Jihoo, H., Mi-Kyoung, C. (2021). *Effect of aromatherapy on sleep quality of adults and elderly people: A systematic literature review and meta-analysis*. Korea: Elsevier

Medizinische Universität Wien (2018). *Österreicher leiden häufiger an Schlafproblemen als früher*. Verfügbar unter: https://www.meduniwien.ac.at/web/ueber-uns/news/detailseite/2018/news-im-maerz-2018/oesterreicher-leiden-haeufiger-an-schlafproblemen-als-frueher/

Menche, N., Guzek, B., Lambertz, C. & Raichle, G. (2021). Nervensystem. In N. Menche (Hrsg.), *Pflegen Biologie, Anatomie, Physiologie* (2. Aufl.). München: Elsevier.

Price, S. & L. (2009). *Aromatherapie* (2. Aufl.). Bern: Huber

Schickert, J. (2021). Schlaf – Pflegen Grundlagen und Interventionen. In Bartoszek, G. & Lambertz, C. *Pflegen Grundlagen und Interventionen* (3. Aufl.). München: Elsevier

Stefan, H., Allmer, F., Schalek, K., Eberl, J., Hansmann, R., Jedelsky, E., Pandzic, D., …, Vencour, M. (2013). *POP – PraxisOrientierte Pflegediagnostik* (2. Aufl.) Wien: Springer

Thieme Verlag (Hrsg.). (2020a). *ICare Anatomie, Physiologie*. Stuttgart: Thieme

Thieme Verlag (Hrsg.). (2020b). *ICare Krankheitslehre*. Stuttgart: Thieme

Thüler, M. (2013). *Wohltuende Wickel* (11. Aufl.) De Maddalena: Eigenverlag

Wabner, D. & Beier, C. (2012). *Aromatherapie* (2. Aufl.). München: Urban & Fischer

Zimmermann, E. (2018). *Aromatherapie für Pflege- und Heilberufe* (6. Aufl.). Stuttgart: Haug

Zimmermann, E. (2017). *Majoran.* Verfügbar unter https://aromapraxis.de/oele-lexikon/majoran-origanum-majorana/

Anhang

Die temperierte Ölkompresse zur Schlafförderung

angelehnt an Deutsch-Grasl et al., 2018, S.25ff. und Buchmayr, 2021

Vorbereitung:

- 2 Baumwolltücher (idealerweise Stoffwindeln 80x80cm oder Geschirrtücher), vorgewaschen, da diese direkt auf die Haut gelegt werden
- 1 – 2 Esslöffel fettes Basisöl (Olivenöl, Sesamöl oder Johanniskrautmazerat) oder Ölmischung „Traumzeit" von WADI®, Lavendel Entspannungsöl von Weleda® oder ähnliche
- Plastikbeutel
- Wärmeflasche
- Schafwollkissen oder Schlauchmull TG9 mit Watte befüllt
- anliegendes Baumwollshirt oder Wickeltuch oder Badetuch zum fixieren

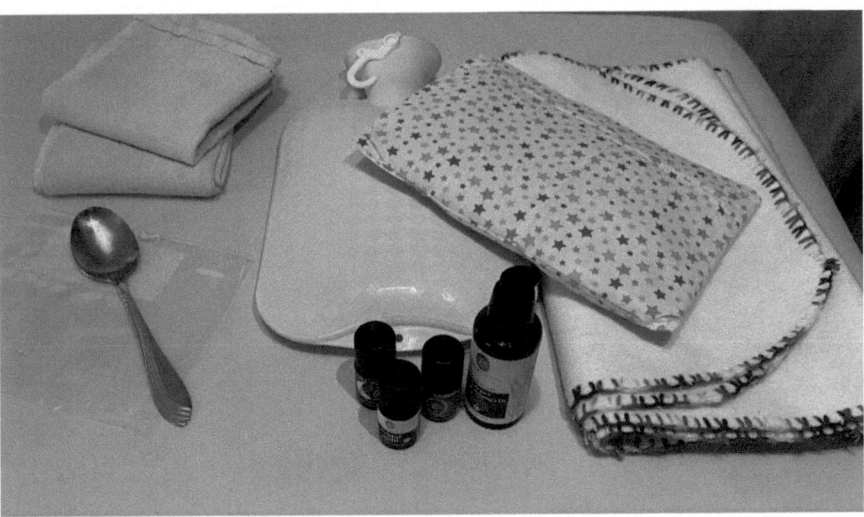

Abbildung 1: Materialien

Durchführung:

1. Ein Baumwolltuch wird so zusammengefaltet, dass es in etwa die Größe von zwei Handflächen hat. Das gewählte Öl wird darauf verteilt.

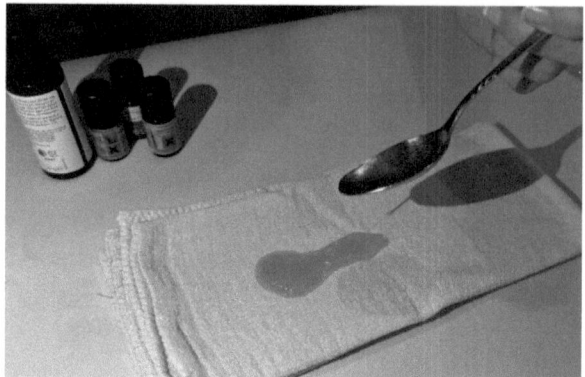

Abbildung 2: Ölkompresse

2. Anschließend wird die Kompresse nochmals gefaltet, sodass sich das Öl auf der Innenseite befindet und dieses dann in den Plastikbeutel gegeben.
   Der Plastikbeutel mit der Kompresse wird gemeinsam mit dem Schafwoll- bzw. Wattekissen auf der Wärmeflasche angewärmt.

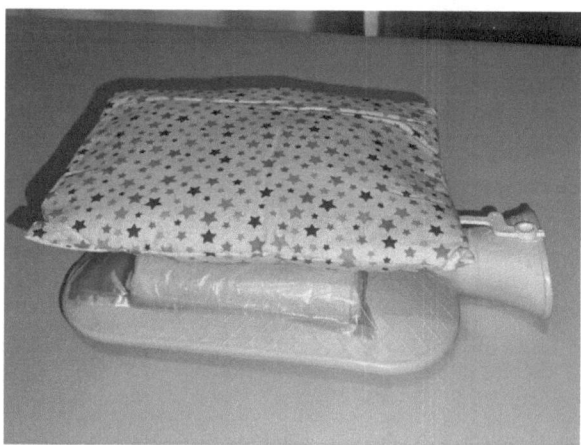

Abbildung 3: Kompresse anwärmen

3. Die Kompresse wird aus dem Beutel genommen und mit der Ölseite direkt auf den Solarplexus gelegt (Achtung: Temperaturkontrolle!). Darüber kommt die zweite Kompresse sowie das Schaf- bzw. Wattekissen.

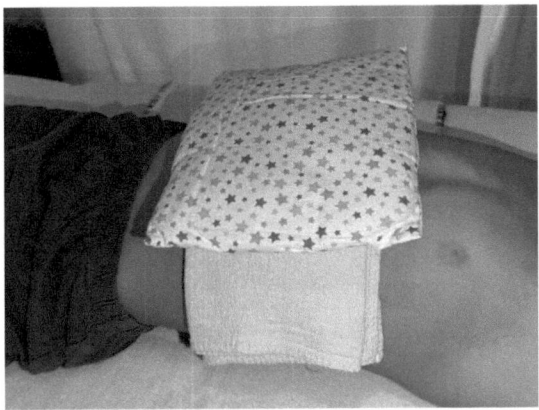

Abbildung 4: Kompresse auflegen

4. Die temperierte Ölkompresse wird mit dem anliegenden Shirt, einem Wickeltuch oder einem Badetuch fixiert und so lange wie angenehm, auch über Nacht, belassen.

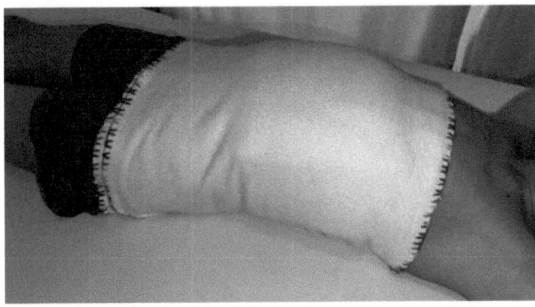

Abbildung 5: Kompresse fixieren

Nachbereitung

Alle Materialien werden entfernt und eine Nachruhezeit im zeitlichen Umfang des Wickels sollte eingehalten werden (außer der Wickel wurde über Nacht belassen).

Die Kompresse wird zusammengefaltet, sodass sich das Öl auf der Innenseite befindet und kann zwei bis drei Mal (bei der/dem gleichen Klientin/Klienten) wiederverwendet werden.

Die Streichung

angelehnt an Buchmayr, 2021 und Price S. & L., 2009, S. 219ff.

Vorbereitung:
- 1 Esslöffel fettes Basisöl (Sesamöl, Mandelöl oder ähnliche) oder Massageöl-mischung „Traumzeit" von WADI®, Lavendel Entspannungsöl von Weleda® oder ähnliche; bei Kindern 1 Teelöffel
- 1 saugfähige Unterlage (Baumwolltuch oder ähnliches)

Durchführung:
1. Das vorbereitete Tuch wird unter den zu behandelnden Arm gelegt. Das gewählte Öl wird zwischen den Händen der Pflegeperson verteilt.

2. Die rechte Hand der Klientin/des Klienten wird wie bei der Begrüßung ergriffen. Mit der linken Hand wird, ausgehend vom Handrücken, an der Innenseite des Oberarmes bis zur Ellenbeuge mit sanftem Druck nach oben gestrichen, an der Außenseite, mit geringerem Druck zurück zur Hand. Diese Anwendung wird, wie alle weiteren ebenso, drei bis vier Mal wiederholt.

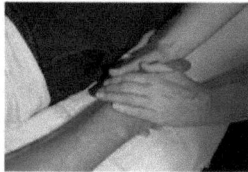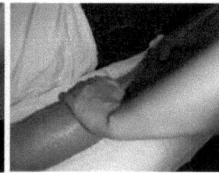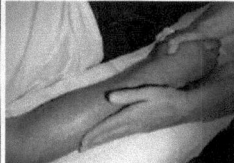

Abbildung 6: Streichung Übung 1

3. Die Daumen werden auf das Handgelenk gelegt und streichen in Zick-Zack-Bewegungen mit erkennbarem Druck über die Außenseite des Handgelenkes.

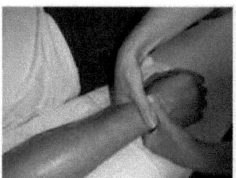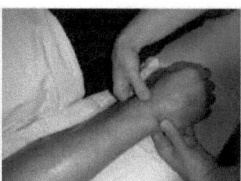

Abbildung 7: Streichung Übung 2

4. Die Hand der Klientin/des Klienten wird gedreht, sodass die Handinnenfläche nach oben zeigt. Beginnend beim Handgelenk wird mit dem rechten Daumen bis zur Hälfte des Unterarmes nach oben gestrichen, an der Außenseite des Armes sanft zurück zum Handgelenk.

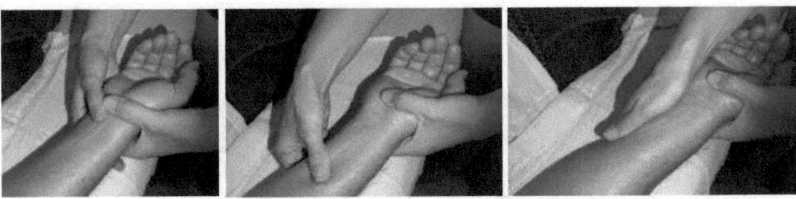

Abbildung 8: Streichung Übung 3

5. Beide Daumen streichen in Zick-Zack-Bewegungen mit erkennbarem Druck über die Innenseite des Handgelenkes.

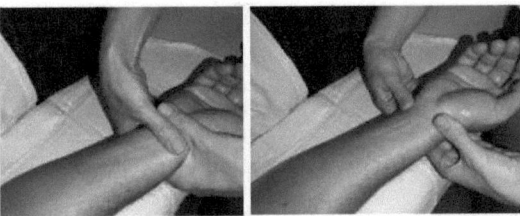

Abbildung 9: Streichung Übung 4

6. Der rechte kleine Finger wird zwischen den kleinen Finger und den Ringfinger der Klientin/des Klienten geführt, der linke kleine Finger zwischen Daumen und Zeigefinger. Die Daumen wandern zur Handinnenfläche. Hier erfolgen die Streichungen in kreisenden Bewegungen.

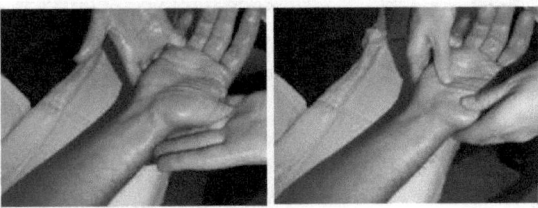

Abbildung 10: Streichung Übung 5

7. Die Hand der Klientin/des Klienten wird gedreht, sodass der Handrücken nach oben zeigt. Mit Daumen und Zeigefinger wird nun über die Zwischenräume der Mittelhandknochen von distal nach proximal gestrichen. Dabei gleiten Daumen und Zeigefinger der rechten Hand über die Zwischenräume von kleinem Finger und Ringfinger sowie Ringfinger und Mittelfinger. Daumen und Zeigefinger der linken Hand gleiten in den Zwischenräumen zwischen Daumen und Zeigefinger sowie Zeigefinger und Mittelfinger.

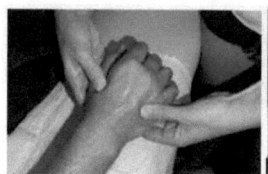 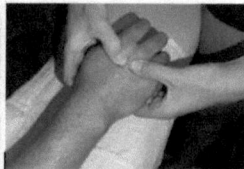

Abbildung 11: Streichung Übung 6

8. Die Häutchen zwischen den Fingern werden wischen Daumen und Zeigefinger genommen und sanft gezogen.

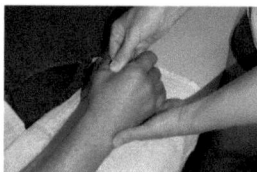

Abbildung 12: Streichung Übung 7

9. Die Hand der Klientin/des Klienten wird mit der rechten Hand gehalten. Der Daumen der linken Hand bewegt sich in kreisenden Streichungen am kleinen Finger vom distalen Ende bis zum Basisgelenk. Dort angekommen wird der Finger zwischen Zeigefinger und Daumen genommen und nach proximal zurückgestrichen. Dieser Ablauf wird bei jedem Finger drei bis vier Mal durchgeführt.

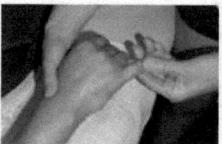 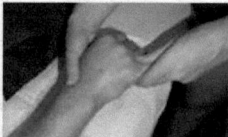 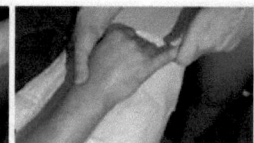

Abbildung 13: Streichung Übung 8

10. Zum Abschluss wird die Hand der Klientin/des Klienten wieder wie bei der Begrüßung ergriffen. Mit der linken Hand wird, ausgehend vom Handrücken, an der Außenseite des Oberarmes bis zur Ellenbeuge mit sanftem Druck nach oben und an der Innenseite zurück zur Hand gestrichen. Diese Anwendung wird wieder drei bis vier Mal wiederholt.

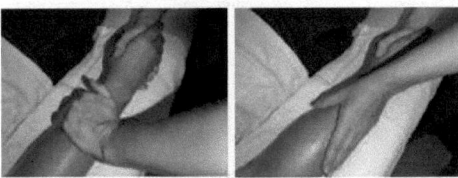

Abbildung 14: Streichung Übung 9

Anschließend erfolgt die Streichung an der zweiten Hand.

Nachbereitung:

Nicht eingezogene Ölreste werden mit dem Tuch sanft entfernt. Eine Ruhezeit im Anschluss wird empfohlen.

Musterpflegeplanung Schlafförderung: Klientin 65 Jahre, Diagnose: Schilddrüsenunterfunktion – substituiert   Datum: 26.07.2022

Pflegediagnose nach NANDA I:	Ziele:	Maßnahmen:
Bereitschaft für einen verbesserten Schlaf	NZ1: Klientin führt selbständig ein Schlafprotokoll (23.07.22 – laufend)	M1: Beratungsgespräch zur Dokumentation der subjektive empfundenen Schlafqualität durch eine DGKP am 22.07.2022 sowie Bereitstellung entsprechender Dokumentationsunterlagen
Ss: Klientin äußert schlecht schlafen zu können und in der Nacht regelmäßig aufzuwachen. Klientin drückt den Wunsch aus, ihren nächtlichen Schlaf zu verbessern	NZ2: Maßnahmen zur Schlafhygiene sind definiert (23.07.2022)	M2: Beratungsgespräch zu Faktoren der Schlafhygiene durch eine DGKP am 22.07.2022
So:PSQI Gesamtwert: 9 Punkte	NZ3: Vereinbarte Maßnahmen zur Schlafhygiene sind von der Klientin eingehalten (24.07.2022)	M3: Beratungsgespräch mit Fixierung individueller Schlafhygienefaktoren durch eine DGKP am 23.07.2022
R: Klientin gibt an, keine physischen oder psychischen Einschränkungen zu haben.	NZ4: Klientin ist über komplementäre Maßnahmen zur Schlafförderung informiert (26.07.2022)	M4: Besprechung der subjektiv empfundenen Schlafqualität tgl. um 10:00 durch die DGKP
	NZ5: Individuell passende Maßnahmen zur Schlafförderung sind definiert (27.07.2022)	M5: Beratungsgespräch zu komplementären schlaffördernden Pflegemaßnahmen durch eine DGKP am 26.07.2022
	NZ6: Klientin führt die Maßnahmen zur Schlafförderung selbständig durch (31.07.2022)	M6: Beratungsgespräch mit Fixierung individueller komplementärer schlaffördernder Pflegemaßnahmen durch eine DGKP am 27.07.2022
	FZ1: Schlafqualitätsindex zeigt einen Wert von max. 7 am 11.09.2022	M7: Anleitung zur Durchführung der gewählten Pflegemaßnahme tgl. um 20:30 durch eine PA ab 27.07.2022
	FZ2: Schlafqualitätsindex zeigt einen Wert von max. 5 am 23.10.2022	M8: Motivationsgespräch zur selbständigen Durchführung der schlaffördernden Maßnahmen einmal wöchentlich durch die DGKP
	FZ3: Schlafqualitätsindex zeigt einen Wert von max. 3 am 04.12.2022	

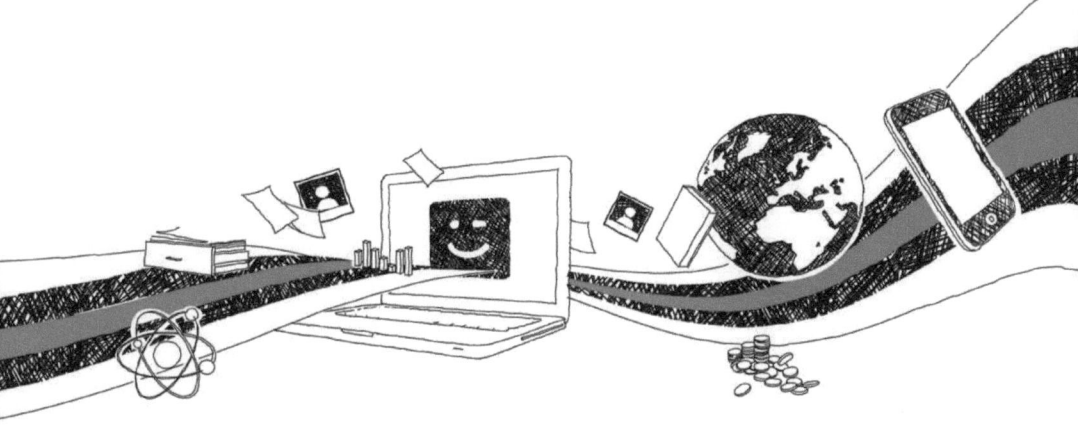
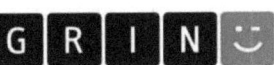